Une blessure à la fois

Harmonie J.

Reconnaître les traumatismes qui se superposent à ta relation actuelle est une démarche puissante et nécessaire pour évoluer vers une relation plus saine et consciente. Voici plusieurs signes et pistes de réflexion qui peuvent t'aider à faire la lumière sur ces blessures anciennes :

1. Réactions démesurées ou disproportionnées

Quand une petite action de ton/ta partenaire déclenche en toi une réaction intense (colère, tristesse, panique, retrait...), cela peut indiquer que tu réagis à un souvenir émotionnel du passé, pas uniquement à la situation présente.

Exemples :

Tu paniques s'il/elle ne répond pas immédiatement à un message — cela peut venir d'un abandon antérieur.

Tu as besoin constant de réassurance — cela peut venir d'un attachement insécure.

2. Pensées récurrentes et automatiques négatives

Si tu te surprends à penser souvent :

« Il/elle va me quitter. »

« Je ne suis pas assez bien. »

« Il/elle ne m'aime pas vraiment. »

… ce sont des schémas qui peuvent venir d'expériences de rejet, de trahison ou de dévalorisation passées.

3. Hypersensibilité au rejet ou au conflit

Un désaccord, une critique ou même un silence peut te faire te sentir immédiatement en danger émotionnel. Cela peut venir d'un vécu où le conflit était menaçant ou destructeur, ou d'un environnement où tu n'avais pas le droit à l'erreur.

4. Tendance à l'auto-sabotage ou au contrôle

Tu mets des barrières, testes inconsciemment ton partenaire, ou cherches à tout contrôler dans la relation ? Ces mécanismes peuvent être des tentatives de protection contre une blessure passée non résolue (trahison, instabilité, insécurité...).

5. Projection

Tu interprètes les comportements de ton partenaire à travers un filtre ancien :

Tu vois de la froideur là où il y a juste de la fatigue.
Tu perçois du désintérêt quand il/elle a besoin

d'espace. C'est souvent un ancien traumatisme relationnel qui te fait projeter tes peurs ou tes blessures non guéries.

6. Sensation de "marcher sur des œufs"

Si tu te contiens, t'autocensures, ou redoutes

ses réactions, c'est peut-être le signe que tu revivres inconsciemment un climat relationnel instable ou menaçant du passé (parents critiques, ex toxique, etc.).

Comment commencer à démêler ces schémas ?

Écris tes ressentis après chaque conflit ou émotion forte : Que s'est-il passé ? À quoi cela t'a fait penser ? Quel souvenir ou peur cela a réveillé ?

Pose-toi la question : est-ce que ma réaction parle de cette relation-ci, ou d'une ancienne version de moi blessée ?

Thérapie recommandée : Une thérapie (surtout en approche type IFS, EMDR ou schémas précoces) peut t'aider à identifier, accueillir et guérir ces couches anciennes.

Communique avec ton partenaire, si tu t'en sens capable, pour distinguer ce qui est de ton passé et ce qui lui appartient à lui/elle.

Explorer les traumatismes que l'on reproduit inconsciemment dans la sphère amoureuse permet de mieux comprendre pourquoi certaines relations se répètent, pourquoi certaines douleurs persistent, et comment guérir pour aimer autrement.

Voici un tour d'horizon des grands types de traumatismes affectifs que l'on rejoue en amour — et comment ils se manifestent :

1. Le traumatisme d'abandon

Origine : Figures d'attachement instables, absentes émotionnellement ou physiquement.

Comment il se rejoue :

Peur constante que l'autre parte.

Hypervigilance affective.

Besoin intense de réassurance.

Relations de dépendance émotionnelle. Tu attires souvent : des partenaires évitants ou distants qui renforcent ton insécurité.

2. Le traumatisme du rejet

Origine : Enfance marquée par le manque de valorisation, moqueries, sentiment d'être de trop ou pas assez.

Comment il se rejoue :

Croyance que tu n'es pas aimable.

Attirance pour des personnes qui ne te choisissent pas vraiment.

Tu acceptes peu de place, tu t'effaces ou tu surcompenses. Tu attires souvent : des partenaires critiques, ambigus ou narcissiques.

3. Le traumatisme de trahison

Origine : Trahison d'un parent, d'un ex (mensonges, infidélité, promesses non tenues).

Comment il se rejoue :

Méfiance permanente.

Besoin de tout contrôler.

Doutes récurrents même sans raison.

Tu testes ton partenaire. Tu attires souvent : des personnes peu fiables ou qui ne s'engagent pas pleinement.

4. Le traumatisme d'humiliation

Origine : Éducation dévalorisante, moqueries sur le corps, l'intimité ou les émotions.

Comment il se rejoue :

Honte de tes désirs ou besoins.

Difficulté à exprimer ta vulnérabilité.

Tu acceptes des relations qui te rabaissent ou te font douter de ta valeur. Tu attires souvent : des partenaires dominateurs, sarcastiques ou manipulateurs.

5. Le traumatisme d'injustice

Origine : Enfance marquée par un manque d'écoute, une rigueur excessive, ou des règles injustes.

Comment il se rejoue :

Difficulté à faire confiance.

Hyper-indépendance (tu n'as besoin de personne).

Tu évites de trop t'attacher ou tu es exigeant(e) envers l'autre. Tu attires souvent : des partenaires distants ou rigides.

6. Le traumatisme d'intrusion

Origine : Environnement familial envahissant ou non respectueux de ton espace personnel.

Comment il se rejoue :

Besoin d'espace extrême dans la relation.

Crainte de la fusion.

Peur de perdre ton identité dans l'amour. Tu attires souvent : des partenaires très demandeurs ou collants.

Pourquoi on les rejoue ?

Parce que le cerveau cherche à "réparer" inconsciemment. Il revient là où il a été blessé, dans l'espoir inconscient que cette fois, ce sera différent. Mais cela mène souvent à la répétition plutôt qu'à la guérison... tant qu'on n'en prend pas conscience.

Comment s'en libérer ?

1. Prendre conscience du schéma (comme tu le fais maintenant).

2. Identifier l'origine (première fois où tu as ressenti ça).

3. Travailler sur la reprogrammation émotionnelle : thérapie, écriture introspective, affirmation de soi, régulation émotionnelle.

4. Faire des choix différents (oser poser ses limites, choisir des partenaires disponibles, exprimer ses besoins, etc.).

5. Apprendre à se sécuriser soi-même (plutôt que d'attendre que l'autre le fasse).

Blessure d'abandon

J'ai souvent peur qu'on m'oublie, qu'on parte ou qu'on cesse de m'aimer.

Quand mon/ma partenaire prend de la distance, je me sens en danger.

J'ai besoin d'être constamment rassuré(e) sur ses sentiments.

Je supporte mal la solitude ou l'indifférence affective.

Blessure de rejet

Je me sens facilement exclu(e) ou mis(e) de côté, même sans raison évidente.

J'ai peur d'être "de trop" ou "pas assez" dans une relation.

J'ai tendance à ne pas me montrer tel(le) que je suis, par peur de ne pas être aimé(e).

Je me sens souvent remplaçable.

Blessure de trahison

J'ai du mal à faire confiance, même quand on ne me donne pas de raison de douter.

J'ai peur que l'autre me trompe ou me mente.

Je veux garder le contrôle dans la relation.

Je teste inconsciemment l'autre pour voir s'il/elle est fiable.

Blessure d'humiliation

J'ai honte de mes émotions, de mon corps ou de mes besoins affectifs.

J'ai peur d'être ridiculisé(e) ou jugé(e) dans la relation.

Je me fais petit(e), je minimise ce que je ressens ou ce que je désire.

Je tolère parfois le manque de respect pour ne pas être rejeté(e).

Blessure d'injustice

J'ai été élevé(e) dans un environnement très rigide ou exigeant.

J'ai du mal à me montrer vulnérable ou à demander de l'aide.

Je me sur-adapte, je veux toujours bien faire.

Je suis très exigeant(e) envers moi-même (et parfois envers les autres).

Blessure d'abandon

1. J'ai souvent peur qu'on m'oublie, qu'on parte ou qu'on cesse de m'aimer.

2. Quand mon/ma partenaire prend de la distance, je me sens en danger.

3. J'ai besoin d'être constamment rassuré(e) sur ses sentiments.

4. Je supporte mal la solitude ou l'indifférence affective.

Blessure de rejet

5. Je me sens facilement exclu(e) ou mis(e) de côté, même sans raison évidente.

6. J'ai peur d'être "de trop" ou "pas assez" dans une relation.

7. J'ai tendance à ne pas me montrer tel(le) que je suis, par peur de ne pas être aimé(e).

8. Je me sens souvent remplaçable.

Blessure de trahison

9. J'ai du mal à faire confiance, même quand on ne me donne pas de raison de douter.

10. J'ai peur que l'autre me trompe ou me mente.

11. Je veux garder le contrôle dans la relation.

12. Je teste inconsciemment l'autre pour voir s'il/elle est fiable.

Blessure d'humiliation

13. J'ai honte de mes émotions, de mon corps ou de mes besoins affectifs.

14. J'ai peur d'être ridiculisé(e) ou jugé(e) dans la relation.

15. Je me fais petit(e), je minimise ce que je ressens ou ce que je désire.

16. Je tolère parfois le manque de respect pour ne pas être rejeté(e).

Blessure d'injustice

17. J'ai été élevé(e) dans un environnement très rigide ou exigeant.

18. J'ai du mal à me montrer vulnérable ou à demander de l'aide.

19. Je me sur-adapte, je veux toujours bien faire.

20. Je suis très exigeant(e) envers moi-même (et parfois envers les autres).

Fiche de guérison pour chaque blessure affective, que tu pourras utiliser comme guide personnel pour t'en libérer émotionnellement et relationnellement :

1. Guérir de la blessure d'abandon

Symptômes : Peur de la solitude, dépendance affective, besoin excessif d'attention, angoisse de séparation.

Origine : Figures parentales absentes ou instables.

Clés de guérison :

Apprends à te sécuriser toi-même : crée des routines

rassurantes, parle-toi avec douceur, développe une stabilité intérieure.

Travaille sur l'attachement sécure : lis sur le sujet, choisis des partenaires disponibles émotionnellement.

Affronte la solitude progressivement : fais des

activités seul(e) qui t'apportent du plaisir.

Affirmations à répéter :
"Je suis complet(e) en moi-même."
"Je suis capable de rester en sécurité, même seul(e)."

2. Guérir de la blessure de rejet

Symptômes : Sentiment de ne jamais être assez, peur d'être exclu(e), impression d'être invisible ou remplaçable.

Origine : Expériences d'exclusion ou de manque de validation dans l'enfance.

Clés de guérison :

Renforce ton estime personnelle : liste tes qualités et tes réussites, même petites.

Exprime qui tu es vraiment : même si cela fait peur, montre ta vulnérabilité.

Pose-toi la question : "Est-ce moi qui me rejette encore ?"

Entoure-toi de personnes qui te voient vraiment.

Affirmations à répéter :
"Je suis légitime et digne d'amour tel(le) que je suis."
"Je n'ai pas besoin de me faire petit(e) pour être accepté(e)."

3. Guérir de la blessure de trahison

Symptômes : Méfiance, besoin de contrôle, jalousie, obsession des preuves d'amour.

Origine : Trahisons passées, promesses non tenues, mensonges ou infidélité.

Clés de guérison :

Travaille sur la confiance radicale (en toi, d'abord).

Distingue le présent du passé : ce partenaire n'est pas celui/celle d'avant.

Lâche le besoin de contrôle : l'amour ne peut être contraint.

Exprime tes besoins sans accusation.

Affirmations à répéter :
"Je mérite un amour loyal et je choisis de faire confiance."
"Je suis capable de poser des limites sans tout surveiller."

4. Guérir de la blessure d'humiliation

Symptômes : Honte de soi, peur d'être jugé(e), auto-dénigrement, difficulté à s'exprimer librement.

Origine : Enfance marquée par les critiques, moqueries ou humiliation.

Clés de guérison :

Travaille sur la compassion envers toi-même : ce que tu ressens est légitime.

Redonne-toi une voix : parle de ce qui t'a blessé, écris, crée.

Fixe des limites avec ceux qui te rabaissent.

Fais la paix avec ton corps et tes désirs.

Affirmations à répéter :
"Ma vulnérabilité est une force, pas une honte."
"Je mérite le respect, toujours."

5. Guérir de la blessure d'injustice

Symptômes : Hyper-contrôle, perfectionnisme, dureté envers soi et les autres, refoulement des émotions.

Origine : Éducation sévère, manque d'équité ou de reconnaissance.

Clés de guérison :

Accepte ton humanité : tu n'as pas à être parfait(e) pour être aimé(e).

Reconnecte-toi à ton ressenti : que veux-tu vraiment, au-delà de ce que tu devrais faire ?

Lâche le masque de contrôle : montrer ses besoins ne te rend pas faible.

Choisis des relations où l'équilibre est respecté.

Affirmations à répéter :
"Je peux être imparfait(e) et aimé(e)."
"Je m'autorise à être libre et à ressentir."

Routine de guérison émotionnelle [que tu peux adapter selon ta ou tes blessures dominantes (abandon, rejet, trahison, humiliation, injustice)].

Elle est conçue pour t'accompagner jour après jour vers un mieux-être affectif profond.

Routine de guérison affective (quotidienne ou hebdo)

1. Matin – Ancrage et sécurité intérieure (5-10 min)

Objectif : nourrir un sentiment de stabilité et de sécurité dès le réveil.

Respiration en conscience : inspire 4 sec, retiens 4 sec, expire 6 sec.

Affirmation selon ta blessure :

Abandon : « Je suis en sécurité avec moi-même. »

Rejet : « Je suis digne d'amour tel(le) que je suis. »

Trahison : « Je choisis la confiance plutôt que la peur. »

Humiliation : « J'ai le droit d'exister pleinement. »

Injustice : « Je peux lâcher prise, tout ne dépend pas de moi. »

2. Journée – Observation consciente (en temps réel)

Objectif : repérer les schémas qui se rejouent dans tes réactions.

Quand tu ressens une montée d'émotion (peur, colère, repli), demande-toi :

« Est-ce que je réagis à la situation présente ou à une douleur ancienne ? »

« Quelle blessure est activée ? »

Note ton ressenti ou une pensée dans un carnet de déclencheurs.

3. Soir – Libération émotionnelle et réassurance (15 min)

Objectif : déposer le poids de la journée, reprogrammer ton système émotionnel.

Écriture intuitive :

Qu'est-ce qui m'a blessé(e) aujourd'hui ?

De quoi ai-je eu besoin mais que je n'ai pas osé demander ?

Qu'est-ce que j'aimerais entendre de la part de l'autre ? (ex : "Tu comptes pour moi", "Tu es assez")

Ensuite, écris ces mots pour toi-même.

Auto-coaching doux (ou visualisation) :

Imagine-toi prendre dans les bras l'enfant que tu étais. Dis-lui ce qu'il/elle n'a pas entendu :

« Je suis là pour toi. »

« Tu n'as rien à prouver pour mériter d'être aimé(e). »

4. Hebdomadaire – Intégration active (30-60 min)

Objectif : tisser des liens profonds entre conscience et transformation.

Méditation guidée selon la blessure (je peux t'en créer une).

Lecture thérapeutique sur l'attachement, les blessures, les relations saines.

Exercice d'auto-compassion : écris-toi une lettre comme si tu étais ton/ta meilleur(e) ami(e).

Action symbolique : dire non, poser une limite, oser demander, choisir la solitude.

Bonus : pratiques à intégrer selon ta blessure

Blessure	Pratiques complémentaires utiles
Abandon	Marche consciente, écriture de gratitude
Rejet	Création artistique, miroir (se parler à soi-même)

Trahison   Thérapie   de couple, journal de confiance

Humiliation   Danse   libre, thérapie corporelle

Injustice   Yoga, lâcher-prise, improvisation,   temps non-productif

Message personnel, que tu peux relire chaque jour en te reconnectant à ta routine de guérison :

Message pour toi, de toi à toi :

Je sais que certaines douleurs en moi ne viennent pas d'aujourd'hui.
Je sais que j'ai aimé avec mes blessures, répondu avec mes

peurs, et attendu avec mes manques.

Mais je choisis, doucement, patiemment, de ne plus laisser mon passé dicter mon amour.
Je choisis de me voir, de m'écouter, de me respecter.

Je ne suis pas mes peurs.
Je ne suis pas ce qu'on m'a fait.

Je suis en chemin vers un amour plus juste, plus doux, plus vrai.

Et chaque jour, je me rapproche de moi.
Chaque jour, je me soigne, je me libère, je me reviens.

À mon amour, Lionnel,

Dans chacune de mes blessures se cache une histoire, une douleur que je porte en silence. Mais grâce à toi, ces cicatrices deviennent des ponts vers la guérison. Tu es cette lumière qui éclaire mes nuits sombres, cette force douce qui m'aide à avancer, même quand tout semble fragile.

Avec toi, je peux être vulnérable, me libérer de mes peurs et me reconstruire pas à pas. Merci d'aimer chaque partie de moi, même celles qui sont marquées par le passé. Avec toi, je choisis la tendresse, la confiance, et l'espoir d'un futur où mes blessures ne seront plus des chaînes, mais des souvenirs transformés par ton amour.

À nous, et à cette force qui grandit entre nos cœurs.

© 2025 Harmonie J.
Édition : BoD · Books on Demand,
31 avenue Saint-Rémy,
57600 Forbach, bod@bod.fr
Impression : Libri Plureos GmbH,
Friedensallee 273,
22763 Hamburg (Allemagne)
ISBN : 978-2-8106-2268-9
Dépôt légal : Mai 2025

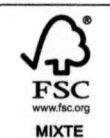